CUANDO LO INESPERADO TOCA, TIENES QUE ABRIR LA PUERTA

Nancy Santiago

Reservados todos los derechos. No se permite la reproducción total o parcial de esta obra, ni su incorporación a un sistema informático, ni su transmisión en cualquier forma o por cualquier medio (electrónico, mecánico, fotocopia, grabación u otros) sin autorización previa y por escrito de los titulares del copyright. La infracción de dichos derechos puede constituir un delito contra la propiedad intelectual.

El contenido de esta obra es responsabilidad del autor y no refleja necesariamente las opiniones de la casa editora.

Publicado por Ibukku
www.ibukku.com
Diseño y maquetación: Índigo Estudio Gráfico
Copyright © 2020 Nancy Santiago
ISBN Paperback: 978-1-64086-614-0
ISBN eBook: 978-1-64086-615-7

Introducción

Imaginemos la siguiente escena… Es sábado por la tarde y hemos decidido salir en familia para cenar en un restaurante muy lindo. El lugar está lleno, así que tenemos que esperar el tiempo necesario para tener una mesa. Luego de un rato, el mesero nos llama para acomodarnos en una mesa limpia y lista. La música de fondo es muy agradable; de pronto, escuchamos ruidos que nos resultan un tanto extraños provenientes de la mesa que nos queda justo al lado.

Es un niño que no se queda quieto, una mamá tratando de calmarlo y un papá que se pone de pie para intentar acomodar al niño. Se escuchan más sonidos que resultan desagradables, por lo que ya molestos, levantamos la mano para llamar al mesero: "Queremos que nos cambie de mesa, por favor".

El mesero atentamente encuentra una mesa en el otro extremo del restaurante; nosotros, muy agradecidos, nos paramos para comenzar a caminar, pero al pasar frente a la mesa donde está el niño ruidoso que se mueve todo el tiempo, nos percatamos de que hay un pequeño letrero sobre la mesa que dice: "Soy un niño con Autismo".

Las estadísticas, según el Centro para el Control de Enfermedades y Prevención en Estados Unidos, muestran que uno de cada 59 niños sufren de Trastorno del Espectro Autista (TEA). El Autismo es más común en los niños, ya que cuatro niños se ven afectados por cada niña.

Es necesario ejercitar y desarrollar la empatía, que no es otra cosa que tener la capacidad de ponerse en el lugar de otro individuo para comprender sus circunstancias personales. La empatía es una habilidad social básica que nos ayuda a salir del yo para comprender al tú: es así como nos humanizamos. *

Lo que nosotros necesitábamos en ese momento era Empatía para ponernos unos minutos en los zapatos de esos padres y comprender su situación como familia. Lo que para nosotros significa algo tan sencillo como escoger un restaurante para ir a cenar en un lugar tan delicioso y placentero, para esa familia, en cambio, cenar fuera de su hogar es algo mucho más complejo, ya que les implica hacer planes, organizarse e ir a un restaurante que cumpla con los requisitos mínimos para poder convivir; por ejemplo, que sea espacioso, que las mesas no sean tan pequeñas y que no estén tan cerca unas de otras.

Si somos más sensibles y más solidarios con los familiares, amigos o conocidos que viven con TEA, seremos una sociedad con la fuerza que ellos necesitan para mejorar y para seguir la lucha de integración social, que les permita avanzar hacia una vida buena, con propósito y plena.

Cuando lo inesperado toca, tienes que abrir la puerta

En el momento menos esperado, en la hora menos indicada, en el día menos pensado "ding-dong"… entonces, tienes que abrir la puerta.

¡Puerto Rico!
"Un jardín encantado
sobre las aguas de la mar que domas.
Un búcaro de flores columpiado
entre espuma, coral, perlas y aromas."
Por José Gautier Benítez

Mi nombre es Nancy y soy puertorriqueña. Puerto Rico es una isla de 111.5 x 39.8 millas en el Mar Caribe. Es la más pequeña de las Antillas Mayores. Nací en la ciudad de Ponce, que se conoce como la Perla del Sur, pero hace muchos años que vivo en la ciudad de Katy, Texas, en Estados Unidos de América.

Quiero compartir este dato: los puertorriqueños somos ciudadanos americanos por nacimiento. En el año 1917, el Congreso de los Estados Unidos otorgó la ciudadanía americana a los puertorriqueños; en el 2017 se cumplió el centenario. Puerto Rico es un Estado Libre Asociado y es un territorio no incorporado de Estados Unidos de América. Como consecuencia, cuando queremos viajar a Estados Unidos para hacer turismo y disfrutar de sus espectaculares parques de diversión, ya conocidos mundialmente, podemos hacerlo libremente.

Yo nunca pensé en vivir en Estados Unidos, por lo tanto, no imaginé que sería mi residencia de manera permanente. A veces, para mí es Dios poderoso el que actúa en mi nombre; tal vez para ti es una fuerza o energía sobrenatural; para otros quizás sea la vida misma que fluye y nos lleva por senderos que no conocemos. Sea como sea, todas las personas vivimos situaciones que en un principio no entendemos ni comprendemos las razones.

Cuando transcurre el tiempo y se presentan en nuestra vida ciertas situaciones y realidades que tenemos que afrontar y encarar, nos gusten o no, empezamos a comprender por qué suceden las cosas. Para mí es una bendición vivir en este hermoso y poderoso país de Estados Unidos de América.

Durante mucho tiempo he sentido un deseo muy dentro de mí, que con una voz suave me invitaba a compartir mi experiencia de vida con otras personas, otras mujeres y otros padres de familia.

Esta experiencia de vida llegó sin ser invitada, se instaló en mi casa y quiso formar parte de mi familia. No quiere irse, así que ha alterado toda mi dinámica familiar, mi rutina diaria, mis planes y proyectos tanto presentes como futuros.

Quiero compartirte esta experiencia de vida que me resulta muy dolorosa, y para que no me aniquile o me destruya, me siento totalmente obligada a transformar ese dolor en fuerza, determinación, conocimiento y búsqueda. Si pasas por una situación similar, es necesario que a ese dolor le encuentres la belleza, la armonía y el misterio del amor, que aprendas a amarlo en su misterio, aun cuando va contra la corriente, aunque está fuera de tiempo y compás, aunque va en contra de todo lo establecido y de todo lo que tú conoces.

La anterior es un ejemplo sincero de cómo lo he aceptado y trabajado. Deseo, de manera muy humana, compartir mi vivencia personal y mostrarte cómo he logrado salir adelante con la realidad de tener un hijo en condición de TEA, que en este momento está sentado frente a mí en la sala de nuestro hogar. Él es un ser humano valioso, con mente y corazón puros, sin malicia alguna, no engaña, no miente ni ofende. Es necesario que yo me convierta en sus oídos, sus ojos y su voz.

Cuando tenemos un niño con necesidades especiales, es prioritario convertirnos en superhéroes, pero para ser un superhéroe se necesita el apoyo de todas las instituciones sociales: familia, iglesia, escuela, comunidad, gobierno… solos no podemos, porque hay cosas que, aunque quieras, no las puedes posponer, ignorar, delegar, alejar o desaparecer. Cuando el Autismo toca a tu puerta, le tienes que abrir el corazón.

No puedes esconderte ni quedarte calladita para que piensen que no hay nadie en casa, y dejen la literatura o la hoja de propaganda por debajo de la puerta. No puedes decir: *"Sorry, I'm busy now."* Cuando el Autismo toca, tienes que abrir la puerta, no te queda otra opción: hay que erguirse y enfrentarlo, conocerlo, aceptarlo…

Entender a un niño en condiciones de TEA puede ser un proceso muy complicado para los padres de familia, ya que cada niño con Autismo tiene un conjunto distinto de fortalezas, pero también de desafíos. El esfuerzo que hacen muchos padres demuestra el valor, el compromiso y el amor incondicional que le tienen a su hijo.

Todos los padres, desde que sabemos que vamos a tener un hijo, comenzamos a crear expectativas; imaginamos cómo será físicamente y a quién se parecerá; nos emocionamos al pensar que va a heredar los talentos y las habilidades que corren en la familia; construimos una idea panorámica para recrear cómo será la vida en las diferentes etapas de su crecimiento, y planeamos cómo vamos a compartir e interactuar con él.

Cuando lo inesperado toca a la puerta de nuestra familia, es normal sentirnos preocupados, angustiados, temerosos… Sin embargo, no debemos culparnos por pensar o sentir así, puesto que nadie está preparado para lo que no espera. Lo verdaderamente importante es lo que hacemos después de este primer encuentro con lo imprevisto y la manera en que manejamos nuestros pensamientos, emociones y sentimientos; eso es lo realmente importante.

El señor Jim Sinclair, activista autista y cofundador de *Autism Network International*, en su participación en la Conferencia Internacional sobre Autismo en Toronto, Canadá, se dirige a los padres de la siguiente manera:

> Piense para sí: este no es mi hijo que esperaba y por el cual planeaba; este no es el niño que esperaba todos esos meses de embarazo y todas esas horas de labor de parto. Este no es el niño por el cual hice todos aquellos planes acerca de compartir todas aquellas experiencias. Ese niño nunca llegó. Este no es ese niño. Luego, sufra tanto como crea necesario, lejos del niño autista, y comience a aprender a aceptar.
>
> El Autismo va más allá que el lenguaje y la cultura. Usted va a tener que aprender a retroceder a niveles más básicos de los que probablemente se imaginó anteriormente, a traducir, y a verificar que sus traducciones son entendidas. Usted va a tener que dejar de lado la certeza que viene de estar en un territorio con el que está familiarizado, de saber que está a cargo, y

permitir a su hijo enseñarle un poco de su lenguaje, y guiarlo un poco dentro de su mundo. Acérquese respetuosamente, sin preconcepciones, y con una predisposición abierta para aprender cosas nuevas, y usted encontrara un mundo que jamás se hubiera imaginado.

El Apóstol Pablo, también lo estableció en el año 57 d.C. cuando escribió el libro de Romanos, en el capítulo 12 verso 2:

> No vivan según el modelo de este mundo, mejor dejen que Dios transforme su vida con una nueva manera de pensar. Así podrán entender y aceptar lo que Dios quiere para ustedes y también lo que es bueno, perfecto y agradable a Él (versión Palabra de Dios para Todos, PDT).

Tenía una manera de vivir que ahora ha cambiado: voy a tener que empezar a pensar diferente, tendré que renovar mi mente y transformar mi entendimiento. Es la instrucción que me da la vida, la ruta a continuar, pero toma tiempo, esfuerzo y trabajo para aprenderla.

Consentida

Que época navideña más dichosa. El milagro de la concepción se gestó en mí por segunda vez. Es uno de los regalos más hermosos que he recibido en mi edad madura. Su hermano mayor le lleva ya diez años de diferencia.

Cuando quedé embarazada fue un descubrimiento extraordinario que me hizo sentir llena de gozo; tanto, que destellos de luz se observaban en mis ojos.

Logré una conexión especial con el ginecólogo obstetra, ya que él podía ver la alegría maternal que desbordaba en mí; algo así como cuando la lluvia copiosa llena los estanques. Él podía ver en mí la belleza de los colores de la maternidad; algo así como cuando un haz de luz choca con un prisma dispersando los colores únicos del arcoíris. Él veía en mí la inspiración divina que lo motivó a consagrarse a su profesión.

Recuerdo que cuando llegaba a la consulta, casi no tenía que esperar a que me atendieran, pues la enfermera me llamaba muy rápido debido a que yo era la mamá con más años de edad y tenía un embarazo de alto riesgo. Tal vez parecía más una abuelita, incluso llegué a pensar que quizás, las mamás jóvenes me miraban con pena pensando: "

Qué valiente es esa señora que se embaraza a estas alturas de la vida". Pero yo me sentía como la más bonita de las madres en su dulce espera.

En una ocasión, estábamos en la recepción cuando la enfermera se acercó para informarnos a todas las presentes, que acaban de llamar al doctor del hospital y él tenía que salir de emergencia. Lamentablemente, se cancelaron las consultas durante ese día. No obstante, en un determinado momento se acercó a mí y me indicó que fuera con ella, porque necesitaba firmarle un documento. Mientras que íbamos caminando por el pasillo me dijo: "No es cierto. Es que el doctor la va a atender a usted antes de irse para el hospital". Siempre sentí que era su consentida.

Ternura

Sentir la presión en el pecho, que se produce cada vez que alimentas a tu pequeño, provoca un amor inexplicable... Me acerco más y más a este bebé delicado de piel suave y tersa: mamá dando, bebé recibiendo; mamá amando, bebé respondiendo.

Sol mañanero tejano

Muy tempranito en la mañana bajo la luz del sol tejano, voy caminando despacio, paso a paso cargo en mis brazos a esta ternura que ha decidido manifestarse en mi vida. Piel con piel y latido con latido. Como mamá, siento el efecto sedante de bienestar y tranquilidad que provoca el olor de mi bebé, que se confunde con el olor de las flores y el de la naturaleza en equilibrio físico perfecto.

Pasividad

Adrián es un niño de dos años, tranquilo y bien portado. Pasamos todo el tiempo juntos. Le provoco a reírse a carcajadas creando momentos de alegría, cosquillas y retozos. Le estimulo a jugar con sus juguetes, pero cuando está solito en su cuarto casi no juega y es muy pasivo.

He notado que cuando está con otros niños no interactúa con ellos, que le asusta un poco la algarabía y los ruidos que generan los otros pequeños. Como no habla aún, se queda mirando todo desde su lugar. Pienso que Adrián es diferente a los demás niños, que es muy serio y tímido. Estoy descubriendo cómo es él, su carácter y su personalidad. La abuelita opina que hay que darle su tiempo, que no todos los niños son iguales y que no debemos compararlo con otros.

Enojo

Una mañana después del servicio dominical en la iglesia cristiana, cuando fui a buscar a Adriancito al salón de la escuela bíblica, la maestra Mireya Esquivel se acercó para decirme que deseaba hablar conmigo unos minutos:

–He observado a Adrián en el salón de clases, se mantiene quietecito, no habla y no expresa emociones, durante el tiempo de receso no juega con los otros niños, sino que juega solo caminando en círculos.

–Adrián es un niño muy tímido– Le contesté.

–¿Me permites hacerte una recomendación? Debes de hablar con su pediatra sobre estas observaciones.

Salí del salón con mi niño tomándome de la mano y taconeando rápidamente. En mi interior sentí un total rechazo por esa conversación.

Asistíamos a la iglesia para recibir un mensaje, para escuchar alguna palabra de Dios que nos diera consuelo, para sentirnos mejor espiritualmente, pero la realidad es que me fui de ahí con una gran preocupación y pensando en voz alta. Lo que no entendía en ese momento de enojo era que sí había recibido una palabra y un mensaje muy importantes.

Los siguientes domingos no dejaba al niño en la escuela bíblica, sino que lo mantenía conmigo en el servicio dominical para adultos. Cierta tarde recibí una llamada de la maestra Mireya Esquivel; estuve a punto de no aceptar la llamada, de no tomar el teléfono en mis manos, pero no lo hice. ¡Gracias a Dios!

—Estoy preocupada por su niño. Tal vez usted no me conozca muy bien, pero yo soy madre de tres niños. Uno de ellos tiene capacidades diferentes: es un niño con una condición especial, por lo que cuando observo determinados comportamientos en los niños que enseño, no puedo callarlo y tengo que informarlo a sus padres. Yo sé que a usted no le agradó nuestra conversación en el salón de clases, pero es preciso que tome acción. Mientras más temprano se evalúan a los niños, es más benéfico para ellos —concluyó.

La bella Mireya me ofreció una información útil para empezar a caminar por este sendero que ha sido muy largo y que hoy aún continua.

Gracias, Mireya, aprecio tu preocupación; perdona mi actitud.

Continúa siendo ese canal de bendición y esa voz de alerta, aunque te encuentres de frente con padres con una reacción negativa como la mía. No desistas, por favor.

Acción

Mi esposo y yo decidimos consultar con el médico pediatra de nuestro hijo, acerca de todo lo que observábamos de su comportamiento en la casa, en la iglesia y en otros lugares públicos. Le contamos que no habla ni juega con otros niños, que juega solo caminando en círculos, que no expresa emociones ni hace contacto visual con nosotros cuando le hablamos, que hace movimientos circulares con sus brazos en forma repetitiva, se tapa los oídos con sus manos y cierra los ojos como si tratara de aislarse de alguna situación. El pediatra escuchó atentamente y nos hizo varias preguntas. Finalmente, nos indicó que debíamos de ir a la escuela elemental que le correspondía a nuestra comunidad e informarnos sobre los pasos a seguir, a fin de obtener una evaluación profesional para Adriancito. "Mientras más temprano se evalúe a los niños para detectar retrasos en el desarrollo, más temprano podrán ser vinculados a servicios para abordar esos retrasos", puntualizó el pediatra.

Fue exactamente lo que me dijo la maestra Mireya Esquivel. Sin duda, esta evaluación es costosa, ya que son muchas las áreas a evaluar. Los distritos escolares son los que realmente están capacitados para otorgarla, puesto que tienen el recurso humano y técnico especializado para llevar a cabo ese trabajo. No obstante, una de las grandes ventajas es que no tiene costo alguno para el participante. De lo contrario, el ciudadano común no podría costearla.

Lo anterior se debe gracias a la Ley IDEA, *Individuals with Disability Education Improvement Act*, o lo que es lo mismo: Acta para la Educación de los Individuos con Discapacidades.

Fue originalmente promulgada y decretada por el Congreso de los Estados Unidos en 1975 para asegurar que los niños con discapacidades tuviesen las mismas oportunidades de recibir una educación pública gratuita y apropiada como los otros niños.

Fuimos a la escuela elemental Wanda McCain Jowell a buscar información. Nos refirieron a las Oficinas del Distrito Escolar Independiente *Cypress Fairbanks*. Esa evaluación fue muy crucial y detallada, aunque tomó varios días, dado que involucró no solo a profesionales en las áreas de salud y educación, sino a todos los miembros de la familia.

Ad, como le decimos de cariño a nuestro pequeño, fue inscrito y evaluado en el programa de educación especial PPCD: *Preschool Programs for Children with Disabilities*, dicho en español: Programas Preescolares para Niños con Discapacidades. Mi hijo necesitaba ayuda especializada porque presentaba problemas de aprendizaje. Su primer diagnóstico a los tres años y medio de edad fue: *Communication Disorder*; es decir, Trastorno de la Comunicación

Negación

Yo hice mi propia evaluación. Aunque él no hablaba y no era expresivo, yo entendía cuando él quería o necesitaba algo. Para mí, como su mamá, la situación no era tan seria como para requerir intervención de profesionales de la salud y educación especial. Pensaba que en realidad, mi pequeño Ad, durante el día, siempre estaba solito conmigo en casa, estaba segura que él era un niño muy consentido y consideraba que iba a superar esta etapa muy pronto; tan solo era cuestión de interactuar diariamente con la maestra y con otros niños en la escuela… Solo había que esperar.

Yo era una mamá consentidora que facilitaba todo lo necesario a los miembros de mi familia; definitivamente no por imposición ni por conceptos machistas –lo digo porque tenía tres varones en casa–, tampoco debido a mi crianza latina de la vieja escuela, heredada de mi mamá, mis tías o mi abuelita, sino por libre decisión. Lo hacía porque me gustaba consentirlos. A mi esposo le planchaba toda su ropa, incluso hasta los pañuelos. Me gustaba lustrarle los zapatos formales, porque me recordaba que cuando yo era niña, observaba a mi papá sentado en el balcón de la casa, cantando y brillando sus zapatos marca *Florsheim*. Eran su gran inversión para lucirlos el domingo en la iglesia cristiana, lugar al que asistíamos fielmente.

Cuando mi hijo mayor se encontraba en la adolescencia y estaba cursando la escuela intermedia, me dijo: "Mami, desde hoy me haré cargo de mi ropa y de mi cuarto". Yo me sentí triste, porque percibí que ya no me necesitaba tanto. En cambio, con mi niño Ad, no podía darme cuenta de que no estaba presentando un desarrollo adecuado para la etapa de su desarrollo que estaba viviendo. Yo me hacía cargo completamente de él: lo bañaba, lo vestía, le daba de comer en la boca, lo dormía…

No podía ni imaginar siquiera, que todas las cosas que yo hacía por consentirlo, él no podía hacerlas por sí mismo. No lo pensaba, no porque no quisiera hacerlo, sino porque no entendía ni sabía cómo lograrlo. Yo estaba en una actitud de negación total de la realidad.

Mrs. Amy Fitzpatrick. Maestra en Educación Especial

Conocer a Mrs. F, como la llaman los estudiantes en el salón de clases a esta maestra de PPCD, es una de esas cosas que se agradecen toda la vida. Existen personas nuevas que llegan como caídas del cielo con una asignación especial para enriquecer y bendecir tu vida, personas calificadas para hacerte entender que es necesario adquirir ciertos conocimientos que te permitan superar obstáculos y conquistar metas.

Con respecto a Ad, Mrs. F, ella me sacudió la vida y la puso en orden, me ayudó a identificar las áreas que tenía que trabajar, si quería ayudar efectivamente a mi hijo. La escuela y el hogar tenían que unirse en un esfuerzo conjunto, solo así obtendríamos resultados positivos. Muchos padres piensan que es labor de la escuela rehabilitar a los niños, pues consideran que ellos son los profesionales y saben cómo hacerlo. En realidad, lo que sentimos los padres es un miedo real a no saber cómo podemos ayudarlos, dado que nos sentimos incapaces, impotentes y hasta intimidados ante un mundo totalmente desconocido.

En muchos de los hogares hispanos, ambos padres tienen que trabajar para el sostenimiento de la familia, por lo que no tienen el tiempo ni las fuerzas físicas ni emocionales para continuar trabajando en el hogar después de una jornada laboral. Detenerse para hacer el tiempo diario que necesita un niño con problemas de aprendizaje, y acompañarlo en las tutorías, prácticas y enseñanzas en el hogar, es todo un reto. Si a esto se le añade que hay otros hermanitos y miembros de la familia que también requieren de nuestra atención, puede resultar sumamente difícil.

Sin embargo, la virtud radica en la capacidad de decidir y en la voluntad de hacer. Es prioritario recordar que sí se puede, porque si hacemos lo adecuado, a su tiempo segaremos. Así como la tierra produce sus renuevos y el huerto hace brotar lo sembrado en él, nuestro esfuerzo dará su fruto y tendremos una buena cosecha.

Áreas para trabajar
Idioma

El inglés es el idioma que se utiliza en la escuela para los tratamientos, las consejerías y terapias para Ad, así que me inscribí a una clase de ingles los sábados por la mañana. Mrs. F me habló sobre *Starfall.com*, es un programa gratuito que se puede encontrar en internet para niños principiantes. Enseña todos los conceptos básicos: formas, colores, números, matemáticas, ciencia, lectura y escritura. Por si fuera poco, cuentan con una pronunciación perfecta, así que no solo ayudaba a Ad, sino que me ayudaba a mí también, pues lo veíamos en nuestro hogar.

Otro curso gratuito para adultos se encuentra en *English for All.com,* que, además de ser muy dinámico, es también bastante gracioso. Encontrarás a un mago que recrea situaciones cotidianas como ir al supermercado de compras, alquilar un apartamento, comprar un auto, conocer a alguien, pedir en un restaurante, pedir una dirección para llegar a algún lugar, etc.

Actualmente continúo leyendo libros, de hecho, el más reciente es *Becoming,* escrito por Michelle Obama; me lo regaló mi amado esposo. También estoy leyendo algunos artículos en la internet, para aprovechar que tengo una suscripción a la revista *Time*. Veo noticiarios y el canal *Discovery* me encanta, por supuesto todo es en inglés.

Aquí estoy adquiriendo conocimiento, Mrs. F. Gracias por su guía.

Práctica Diaria

Mrs. F me adiestró para trabajar como lo hacen en la escuela y mucho más: durante los siete días de la semana, en vacaciones y en días festivos. Independientemente de mi estado de ánimo, ya sea que me encuentre contenta o triste, es un trabajo de tiempo completo. Mrs.F me enseñó que el tiempo es muy valioso y que los primeros años en la vida de un niño con la condición TEA, son determinantes. Me instruyó para trabajar con los materiales que tenemos en el hogar: colores, papeles de construcción, cartulinas, pinturas, revistas, etc.

Mi primer paquetito de prácticas para Ad me lo dio ella. Nos íbamos de vacaciones navideñas para Puerto Rico, así que me entregó unas hojas plásticas con varios bolsillos; cada uno tenía algo diferente: las letras de su nombre para que las pusiera en orden, colores, figuras geométricas, números y papeles de construcción de colores brillantes. Esta gran mujer siempre me recordaba practicar con Ad todos los días, y en vacaciones de verano me recomendaba con énfasis: "Visite la biblioteca pública, hay cientos y cientos de libros en estos meses de verano, *please*".

Convertí mi casa en un salón de clases, así que invertimos en un escritorio amplio con dos sillas giratorias, una computadora con pantalla y teclado grandes, una pizarra. Para ayudarlo a identificar cada cosa en la casa, les puse un pequeño letrero con nombre, ej.: piano, mesa, silla, chimenea, sofá, ventana, puerta, teléfono, etc. Al abrir la puerta del closet del pasillo se encontraba el calendario, los meses y las estaciones del año; en las puertas del closet del cuarto de Ad, estaban los afiches de los números 1 al 100 y el *ABC's*; en la puerta del botiquín del baño estaban los pasos a seguir para lavarse la carita, cepillar los dientes y peinarse el cabello en la mañana.

Esta técnica de repetición de rutina diaria sí que funciona, ya que se utilizan los cinco sentidos: se lee en voz alta el nombre de cada objeto, se escucha, se toca, se mira, se repiten las instrucciones en comandos sencillos y cortos; además, se pueden incluir elementos en los que se incluya el gusto y el olfato.

Recuerdo que una de nuestras primeras grandes victorias fue cuando cierto día, Ad llegó de la escuela y comenzó a quitar todos los letreros que le había puesto en la sala y la cocina. Los tiró en el zafacón; es decir, en el bote de la basura. No me dio tiempo de reaccionar, lo hizo tan rápido como Tracy McGrady de los Houston Rockets, contra San Antonio Spurs en 2017 en el Toyota Center. Anotó 13 puntos en solo 35 segundos. Le pregunté por qué hacía eso, y él me contestó con seguridad:

"*I know, I know!*".

Al día siguiente se lo comenté a Mrs. F, y ella me confirmó lo que yo sospechaba:

"He mastered". Esa fue su forma de comunicar que estaba listo para nuevos retos.

Short Attention Span – Periodo Corto de Concentración

Los niños con TEA tienen un periodo muy corto de concentración, es por eso que hay que enseñarles y practicar con ellos por periodos de 15 a 20 minutos, luego dejarlos descansar y más adelante, durante el día, volver a trabajar con ellos una y otra vez. Este método funcionó bien para Ad.

Public Library – Biblioteca Pública

Por Mrs. F descubrí el valor incalculable de las bibliotecas públicas. El tesoro en material didáctico, la belleza de los libros con audio, de los videos para ayudar a los niños en sus destrezas, las clases que ofrecen, y todo de forma gratuita. Solo requiere del esfuerzo personal y la determinación para estar a la hora en punto frente a la puerta de la biblioteca con mi hijo de la mano.

Terapias
Terapia Ocupacional/Rutinas Diarias

La terapista ocupacional nos visitó en la casa y me enseñó las técnicas adecuadas para que Ad se bañara y se vistiera diariamente. Todo consistía en establecer una rutina: utilizar una esponja y un jabón líquido, tallar la cabeza, el cuello, los brazos, por debajo de los brazos, el pecho, la espalda, las partes privadas, las piernas y los pies. Yo lo bañaba exactamente igual todos días. Este fue un ejercicio a largo plazo, pero con el paso del tiempo logramos que Ad tomara la esponja con su manita y se lavara su cuerpo. Si se olvidaba de algún paso, volvíamos a practicar la rutina una y otra vez. Un día le temperé el agua calientita y le dije: "¡Estás listo para bañarte solo (lo declaré con fe). Voy a salir del baño y cerraré la puerta. Estaré detrás de ella esperando que termines". Efectivamente allí estuve pegada a la puerta, escuchando e interpretando todos los ruidos, hasta que escuché que cerró la llave de la ducha y me llamo. Abrí la puerta y allí estaba, envuelto en su toalla de superhéroe. A su estilo, me mostró cómo usó la esponja para lavar todo su cuerpo… ¡y no olvidó nada!

Esa fue otra más de sus victorias, fue histórica, como cuando en la temporada 2011 NFL Jerome

Simpson de Cincinnati Bengals hizo un *front-flip* sobre Daryl Washington de Arizona Cardinals para anotar un *touchdown* y cayó de pie. ¡Bravo, bravo! Ese día terminamos celebrando en *Chuck E. Cheese's*, un lugar para niños.

Debía comprar la ropa y los zapatos deportivos para Ad, necesitaban ser sencillos, con materiales suaves y fáciles de poner y quitar para facilitar su rutina diaria: ropa interior, camiseta, pantalón, medias y zapatos. Debía enseñarle que vestirse era algo privado, que tenía que cerrar la puerta y las ventanas. Cuando él solito recordaba los pasos a seguir y cerraba las ventanas y la puerta de su cuarto, su premio era un delicioso helado de chocolate de postre: su favorito.

Esta técnica de rutina diaria también se aplica para la cortesía con las personas y los buenos modales en la mesa a la hora de comer. A ellos les cuesta distinguir entre lo privado familiar y lo público social. Para integrar los aspectos básicos de convivencia social tales como dar los buenos días, buenas tardes o buenas noches; preguntar cómo estás o cómo te sientes; incorporar en su discurso expresiones como: nos vemos, gusto en verte, gracias, de nada, a la orden, disculpa, lo siento, perdón, etc., debe de escucharlas en el hogar entre los miembros de la familia. Las normas de etiqueta básica en la mesa, es necesario practicarlas todos los días en el hogar. Si en el hogar lo dejamos comer frente al televisor con el plato en la mano, sentado en el sofá, trepando y cruzando las piernas, eso mismo hará en cualquier casa o lugar, sin entender por qué puede hacerlo en su casa, pero no lo puede hacer en otro lugar. Por lo tanto, se enojará y entrará en un episodio de *tantrum* o pataleta.

Para una persona con condición TEA, es imperativo aprender las reglas sociales desde muy temprana edad, porque si no sucede así, le será muy difícil entenderlas, aprenderlas y practicarlas de adolescente o adulto.

Terapia del Habla

En la escuela comenzó a recibir terapia del habla. Papá Adrián luchó para que le aprobaran la terapia del habla en el hogar. A través del seguro médico consiguió que dos veces a la semana acudiera el terapista del habla para trabajar con Ad en la casa. Ese servicio se mantuvo desde la escuela elemental hasta el segundo año de la escuela superior. Durante todos esos años, cada vez que querían cancelar el servicio, papá Adrián, como buen guerrero, nunca lo permitió. Tocó puertas, hizo citas y esperó lo necesario para hablar con las personas que tuvieran el poder de decisión. Nunca tuvo miedo de enfrentarlas con tal de defender el bienestar de su hijo.

Terapia de Caballo

Un colega, compañero de trabajo de Papá Adrián, le informó sobre los beneficios que ofrecen la equinoterapia. Como siempre que nos enterábamos de algo que puidera ser de beneficio para nuestro pequeño hijo, nos pusimos en contacto con la institución *Hoof Prints and Heart Beats Organization*, en Richmond, una ciudad al sur de Katy, que estaba aproximadamente a una hora de distancia de nuestro hogar.

Su dueña es Brenda Ettinger, una enfermera de profesión con gran sensibilidad y un deseo enorme de ayudar a niños con problemas de aprendizaje. Su lema es *Healing with Horses. Free of charge for everyone in need.* La terapia con caballo fue una experiencia orgánica que permitía el contacto directo con la naturaleza, la tierra, los animales, el sol y el cielo.

Ad llegaba y establecía contacto con el caballo, lo saludaba por su nombre, lo acariciaba, le cepillaba la crin y ayudaba a poner la silla de montar. Ya montado sobre el caballo, trotaba en un espacio amplio y circular en el que hacía algunos ejercicios de equilibrio, concentración y enfoque. Al finalizar la terapia, Ad ayudaba a quitarle la silla de montar, le daba una deliciosa merienda de zanahorias y se despedía del caballo. Esta terapia era todo un espectáculo, un deleite. Nos quedábamos extasiados mirando todo lo que sucedía.

Teachable Moments. Momentos de Enseñanza
El juego de Beisbol / Desensibilización Sistemática

Ad tiene una sensibilidad extrema a los ruidos y a los grupos de personas muy cerca de él. Cuando escuchaba la insistencia en el timbre de la puerta de la casa o algún ruido alto que no identificaba, corría a su cuarto y cerraba la puerta, en otros lugares cerraba sus ojos y se tapaba los oídos como aislándose de todo.

Recuerdo que en una de sus fiestas infantiles de cumpleaños, los niños, que no eran muchos, estaban saltando en el trampolín, pero él se separó del grupo y los miraba a todos a la distancia. Yo lo observé y me acerqué a él para preguntarle:

—¿Estás bien, estás contento?

—Sí —me contestó.

—¿Quieres volver con los niños al trampolín?

—No, no quiero.

En una ocasión, en la cafetería de la escuela elemental *Jowell*, había una actividad en la que reunieron a todos los niños, pero cuando comenzó la música y los aplausos, Ad se incomodó y se escondió debajo de una mesa, cerró los ojos y se tapó los oídos con sus manos. Ante esta situación, Mrs. F se lo llevó al salón de clases y lo puso a jugar en la computadora, luego me llamó y yo lo fui a buscar a la escuela.

En un libro que tomé prestado en la biblioteca pública, de la Dra. Temple Grandin, zoóloga, etóloga, profesora de la Universidad Estatal de Colorado, autora de libros y que, además, también es una mujer autista, encontré que ella habla sobre la desensibilización sistemática. Es una técnica que se utiliza en algunos casos de niños con Autismo, para abordar miedos en situaciones concretas. Su objetivo es cambiar la respuesta de miedo o temor, a fin de convertirla en una respuesta agradable para los niños. Consiste en exponer al pequeño, poco a poco, en actividades fuera de la casa, entrenarlo, enseñarle y darle instrucciones.

Para experimentar con esta técnica hay que ser pacientes, tomarse el tiempo necesario y mantener la calma. Como diría el escritor griego Plutarco: "La paciencia tiene más poder que la fuerza"; idea que también podemos encontrar en el libro de Hebreos, Capítulo 12, que es parte de la colección de la Biblia: "Corramos con paciencia la carrera que tenemos por delante".

Papá Adrián y yo, Mamá Adrián, decidimos tratar esta técnica con Ad en algo sencillo. Los dos sentados en la mesa del comedor de nuestro hogar, cada uno con una taza de café caliente, decidimos que trataríamos de involucrarlo en un ruidoso juego de béisbol de los Astros de Houston. Comenzamos a delinear el procedimiento a seguir:

1. Hablarle sobre qué es un juego de béisbol.
2. Enseñarle las camisetas de Papá Adrián, que es fanático del béisbol profesional americano.
3. Mostrarle fotos de jugadores famosos del béisbol.

4. Visitar la casa de unos amigos, con la intención de que le enseñen el uniforme que usan sus hijos para jugar en la liga infantil de béisbol.
5. Enseñarle un juego de béisbol que ellos grabaron.
6. Llevarlo a una de las prácticas de béisbol de esa liga infantil.
7. Llevarlo a uno de los juegos de liga infantil de béisbol, que se organizan en el parque de la comunidad.
8. Papá Adrián le enseñará a jugar béisbol en el patio trasero de la casa, le mostrará cómo pegarle a la bola, le enseñará a correr hacia la base, le impulsará para tratar de cachar la bola con el guante, etc.
9. Enseñarle un juego de béisbol de las grandes ligas en la televisión.
10. Hablarle sobre las muchas personas que asisten a los juegos, sobre los gritos, las risas y los aplausos.
11. Llevarlo al Parque *Minute Maid*, La Casa de los Astros en Houston, para que lo vea. Nos bajaremos del auto y caminaremos un poco por los alrededores.
12. Finalmente, invitarlo a un juego de béisbol de los Astros de Houston. Si estando ya en el parque, él no quiere entrar o estar allí, regresaríamos a la casa y todo estaría bien.

Pusimos manos a la obra exactamente como lo habíamos planificado. Nos llevó algo de tiempo, pero valió la pena. Un día, en plena temporada de béisbol, lo invitamos a asistir a un juego y nuevamente le explicamos lo que allí sucedería.

Llegamos, entramos y estuvimos en el parque durante todo el juego. Luego de que terminó, regresamos a la casa victoriosos, con varios vasitos en forma de casco que tenían la estrella de los Astros; habíamos comido un montón de helado. Ese fue un gran trabajo, como el del pelotero de las grandes ligas Javier Báez, El Mago, de los Chicago Cubs, un boricua que corre como loco y se desliza contorsionándose y arrastrándose como ningún otro para tocar la base *safe,* una y otra vez. No hay quién lo toque; pareciera que hasta los árbitros se deleitan en cantarle *safe*.

Este juego ha sido una prueba superada para Adriancito. Papá y Mamá te cantamos: "Estás a salvo. *Safe*".

"Take me out to the ball game,
take me out with the crowd.
Buy me some peanuts and crackerjacks…"

Así es como hemos continuado trabajando con Ad. Hoy podemos testificar que ya puede estar sentado con mucha gente a su alrededor, gente extraña que él no conoce. Vestido de manga larga y corbata, ha aprendido a apreciar la música excelsa de la Orquesta Sinfónica de Houston en concierto.

La bicicleta

Desde el principio le explicamos a Iván Alejandro lo que estaba sucediendo con su hermano menor, Adrián Alejandro. Pero no queríamos que él se sintiera preocupado ni obligado por nada, ya que era un adolescente en pleno desarrollo y necesitaba su espacio e individualidad. Sin embargo, comprendió que su colaboración sería de gran importancia para mamá y papá.

Iván tuvo la iniciativa de enseñarle a Ad a andar en bicicleta sin las rueditas de entrenamiento. Al principio fue difícil que Ad mantuviera el balance y se enfocara mirando hacia delante; fue un reto a mediano plazo, pero un buen día nos llamó para que viéramos cómo su pequeño hermano lo había logrado. Finalmente, pudimos celebrar que Ad ya corría su bici sin las rueditas de entrenamiento. Para Iván eso fue insuperable, una prueba de sus capacidades como hermano mayor.

La cama

Iván estaba tan motivado con los resultados de la bicicleta, que aceptó un segundo reto. Cada vez que Ad despertaba, ya fuese por la mañana o después de una siesta, le daba miedo bajarse de la cama, por lo que nos llamaba para que lo ayudáramos. Iván le enseñó una técnica sencilla: giras tu cuerpo y de espalda te deslizas de la cama poco a poco. Después de que Iván llegaba de la escuela, y por las noches, le demostraba cómo debía hacerlo, pero Ad no quería ni intentarlo y cerraba los ojos para aislarse. Todo apuntaba a que no lograría ayudar a su hermanito para superar ese miedo, pero no tiró la toalla. Un día a media semana, sucedió un evento mágico: Ad se despertó, giro su cuerpo, colocó la espalda tal y como le había enseñado su hermano mayor y se deslizó poco a poco de la cama hasta quedar de pie. Esa mañana, mientras yo estaba preparando el desayuno, sentí algo detrás de mí, cuando miré, quedé asombrada: ¡ahí estaba mi hijo, mirándome! Me recordó a las semillas de petunias que un día sembré en mi jardín; pasaba el tiempo pero no germinaban. Yo iba todos los días para ver si brotaban, pero no veía nada que me indicara que podrían florecer. Pensé que las semillas no estaban buenas, así que me olvidé de ellas. Un día, mientras regaba mi jardín, vi unos pequeños tallitos que derechitos buscaban el sol.

Perdón

Como buena caribeña, soy emotiva, expresiva y bulliciosa como una cascada.

Provengo de una familia numerosa, tan solo observa esta ecuación matemática: 7 hijos + 6 hijas + mamá + papá = 15 personas viviendo juntas en una casa de 5 cuartos y 2 baños. Crecimos hablando rápido y en voz alta, puesto que era la única manera de escucharnos. Cuando formábamos charlas y algarabías, parecía que estábamos peleando, pero en realidad solo conversábamos animados y divertidos.

Entre nosotros armábamos toda la fiesta: músicos, cantantes, artistas, pintores, artesanos, escritores… todo en una sola familia. ¡Cuánto talento! Conservo muy gratos recuerdos.

La vida y la crianza en la ciudad de Katy resultan muy diferentes de lo que estaba acostumbrada. En este proceso de aceptación y constante aprendizaje, he cometido el grave error de hablar en voz alta, tal y como lo hacía en mi país de origen. En ocasiones, cuando me expreso muy rápido, noto que mi adorable hijo Ad, no logra entender qué le pasa a su mami. Me supongo que se preguntará por qué estoy enojada o si me siento mal. Incluso, tal vez, se sienta asustado, porque él es tranquilo y sereno como un apacible lago; no soporta el ruido estrepitoso que provocan las aguas de una enorme cascada.

En diversas ocasiones me he sentido mal conmigo misma debido a las reacciones que con mi manera de ser provoco en Ad. Le he pedido perdón un sinfín de veces por haberle fallado. En momentos de tristeza me he descartado a mí misma diciéndome que no sirvo para esto y que soy un fracaso. Más de una vez me han rebasado los deseos de abandonar mi propósito de vida, mi llamado, mi apostolado… Mi hijo espera mi dirección, mi guía, mi instrucción, mi amor, mi certeza para comunicarle valores, mi capacidad para infundirle seguridad y confianza, pero siempre regreso al camino con más fuerzas que antes.

He tenido que reconocer que es necesario modificar esa bulla familiar que recibí como herencia. Reconocer es sinónimo de fortaleza, no de debilidad. Al aceptar que existe un problema, la situación se trabaja y se soluciona: hacerlo es un acto que solo los valientes logran. Llorar tampoco demuestra debilidad, puesto que desde que nacemos lloramos para confirmar que estamos vivos. He trabajado mucho en esta área de mi personalidad, he aceptado consejería profesional y he practicado diversas técnicas que me han permitido encontrar otros caminos de expresión.

Algunas de estas técnicas son:

- ✓ No improvisar. Preparar los materiales de enseñanza antes de empezar.
- ✓ Ejercicios de respiración. Respirar profundamente en inhalaciones y exhalaciones de 10 a 15 repeticiones, apretando el abdomen, dos veces al día.
- ✓ Poner música instrumental suave, de fondo.
- ✓ Mirarme al espejo y declarar una frase positiva: Decido ser una mamá sabia que va a
- ✓ marcar la vida de mi hijo para bien. Yo elijo Trabajar con mi hijo con pasión,
- ✓ con amor, fidelidad y compromiso. Así me ayude Dios.
- ✓ Hacer algunos ejercicios básicos de yoga para balance corporal: *I'm strong, I'm bold, my own balance I can hold.* Si me descubro alzando la voz o hablando muy rápido, me detengo; respi-

ro profundo; le pido disculpas; le hago un cariñito, ya sea que le bese la mano o lo abrace, y vuelvo a empezar. Porque todos entendemos el lenguaje del amor.

También aprendí que tengo que combatir y canalizar la ansiedad y el estrés con diversas y variadas actividades sencillas, pero diarias: correr, andar en bicicleta, caminar, practicar ejercicios en la piscina (*aquafitness*), trabajar en el jardín, preparar un postre rico, escuchar música, cantar, bailar, crear momentos para reír y estar alegre, y siempre tener un buen libro para leer.

¡Hay que superar los obstáculos! ¿No es así, Mrs. F?

Evaluaciones y Diagnósticos

En *Kindergarten,* a la edad de 6 años, Ad tuvo una evaluación a cargo de un grupo multidisciplinario integrado por una psicóloga, una patóloga del habla y un especialista certificado en diagnósticos. El diagnóstico fue: Trastorno del Habla. Mejor conocido en inglés como *Speech Impairment*.

Desde entonces, hemos trabajado dedicadamente con Ad en el hogar, pero la realidad es que ese solo es el comienzo, dado que es una labor que continúa en todo momento y en todo lugar.

Es muy difícil aceptar que la vida cambia, que personas ajenas a mi niño tengan que involucrarse con él a tan temprana edad.

Sentía mi voz trastornada y afónica, sentía que no podía hablar de este asunto con nadie... no quería que lo sepa mi familia...

¡Quería mi vida de vuelta! Como cuando en el patio trasero de la casa, Ad se deslizaba una y otra vez en el tobogán, ese al que le decimos "la chorrera". Caramelo, muestro perro, ladraba, corría y lo perseguía dando vueltas alrededor de él. En ese entonces, para mí todo estaba bien, éramos tan felices... ¡quería mi vida de vuelta!

Necesitaba ayuda, necesitaba descargar mis emociones y toda la impotencia que sentía. Tenía que hacer algo antes de que la tristeza me ganara, se apoderara de mí y me atrapara en la depresión. Necesitaba despertar mi espíritu, apapachar mi alma y sentir cariño.

Caminaba hacia mi cuarto, *my hiding place*, y en lo secreto de mi habitación podía meditar, orar y sentir algo de paz; necesitaba experimentar eso tan cálido e inexplicable, que me ayudaba a detener el galope de mis pensamientos, apaciguaba el alboroto de mis sentimientos; alineaba mi mente y calmaba mi corazón, todo en paralelo para poder respirar despejada y limpia. *Today I'm expecting!* ¡Sí!, esperaba la bendición más grande para establecer mi próximo plan de acción.

Tenía que aprender y estudiar más, porque nunca iba a poder proyectarme más allá del nivel de mis conocimientos. El conocimiento es poder; cuando tenemos conocimiento, nuestra vida se maximiza. Así que es preferible saber y trabajar con el dolor de saber, que trabajar con la ignorancia que afecta nuestra capacidad para tomar las mejores decisiones, las correctas y sabias.

Un viejo proverbio chino dice: "Cuando los vientos de cambio soplan, algunos construyen muros; otros construyen molinos". Yo acepto los vientos de cambio en mi vida, yo decido construir molinos y utilizar a mi favor la fuerza de los vientos para generar energía útil en beneficio de mi familia.

Como plan de acción, me fui a trabajar, por un tiempo determinado, al Distrito Escolar Independiente Cy-Fair como *substitute* en los programas *Life Skills y PPCD*. Ahí, en contacto directo con los profesionales en educación especial, tenía el objetivo de aprender más, para saber cómo ayudar a Adrián.

Estudiar y prepararme para tomar el examen requerido para esa posición, no fue tarea fácil. Hacía bastantes años que no tomaba un examen de esta categoría: *Full English*. Incluía gramática, redacción, análisis de situaciones que pueden surgir en un salón de clases y matemática básica. Cada parte del examen estaba regulado por un periodo de tiempo específico. Terminé el examen en la computadora y me dirigí al escritorio de la persona encargada de entregarme el resultado. Sinceramente, pensé que había fracasado, incluso ya me estaba mentalizando para volver a presentarlo. Cuando la señora imprimió el resultado y me lo entregó, no podía creerlo… 78%, ¡Pasé el examen! No fue un resultado perfecto, ni siquiera uno bueno, pero este promedio me permitió conquistar otra meta. *I take it! Oh, yeah! Thank you!*

Dolor que Debilita. Dolor que Contamina

Adrián estaba disfrutando de una película animada, pero de pronto se sintió aburrido y quiso salir a jugar en su columpio. Su hermano Iván y yo lo mirábamos a través de las ventanas abiertas.

Los niños vecinos estaban brincando en su trampolín. Apenas habían pasado quince minutos cuando Iván se dio cuenta de que Ad se estaba quitando la camiseta. Mi hijo mayor salió apresuradamente de la casa…

—¡Hey! ¿Qué estás haciendo? ¿Por qué te quitas la camiseta?

—Ese niño me dijo que me quitara la ropa— respondió Ad.

—¿Qué?, ¿quién?

—Ese, ese.

Los niños se estaban riendo, pero cuando vieron a Iván salieron corriendo para entrar en su casa. Iván entró con Ad a nuestra casa y cerró la puerta con fuerza. Yo estaba de pie, pero al ver la cara de Iván, me asusté.

"Mami, vamos a ir a casa de esos vecinos ahora mismo. *Right now*", dijo mi hijo mayor.

Cuando me contó lo que había pasado, mis piernas se debilitaron, pensé que me iba a caer y tuve que sentarme. No podía creer que en la privacidad y seguridad de nuestra casa, en el santuario de mi hijo, que era su patio trasero, estuviera pasando un episodio de acoso, *bullying*, contra mi hijo Adrián.

Fuimos a la casa de los vecinos para hablar con la mamá y con los niños. El niño acosador era un amigo de ellos que los visitaba. Ese niño también vivía en la comunidad e iba a la misma escuela elemental que Ad.

Iván fue con ese niño hasta su casa para saber en dónde vivía y quiénes eran sus padres. Iván, mostrando un tono agresivo, les dijo que su papá estaba por llegar, porque tenía que hablar con ellos. Si se iban de la casa o no querían abrir la puerta, nosotros llamaríamos a la policía. Él actuó de esa manera por defender a su hermano.

Yo me comuniqué con Papá Adrián para informarle la situación. Dos horas después, logró llegar a la casa. Primero fuimos a hablar con nuestros vecinos para que Papá Adrián estableciera algunos límites. Les advirtió que sus hijos tenían que mantener distancia con Adrián. De lo contrario, si ellos volvían a acercarse a él para molestarlo, llamaríamos a la policía, porque ellos sabían que él era un niño especial y, por lo tanto, el asunto sería más grave. Aclaró que el abuso sería informado a la psicóloga y al consejero de Ad, así como a la directora de la escuela para que todo fuera documentado. Una situación de tal magnitud, incluso, podría significar que Servicios de Protección al Menor: *Child Protective Services*, investigaría la casa de esa señora, y mi esposo también se lo dijo.

Yo sentía los latidos de mi corazón en la garganta.

Después de ese episodio, caminamos a la casa del otro niño para hablar con sus padres. Papá Adrián les hizo las mismas advertencias. Los instruyó sobre su responsabilidad como padres, ante las acciones de su hijo. Les recomendó buscar algún tipo de ayuda, ya que ese niño era un abusador potencial. Si no lo ayudaban de inmediato, se perfilaría como un delincuente juvenil, y ellos, como padres, iban a sufrir mucho. Yo seguía con los latidos de mi corazón en la garganta, pero teníamos que proteger a nuestro hijo de quienes no mostraron compasión ni respeto por sus semejantes.

Al día siguiente, hablamos por teléfono con la psicóloga y el consejero de Adrián. Fuimos a la escuela y planteamos nuestra preocupación por la seguridad de Adrián, con relación a esos niños abusadores que también asistían a la misma escuela. La asistente a principal nos escuchó con sumo cuidado. Fue así como nosotros, como familia, comenzamos a recibir consejería sobre el acoso y el manejo de situaciones de riesgo.

En la escuela elemental, el maestro guía a los niños, formados en fila, hacia los baños. En pequeños grupos, usan el baño mientras los otros esperan su turno en el pasillo. Un día, mientras que Ad estaba usando el urinario, un niño de su salón trató de bajarle el pantalón, con risa desvergonzada. En casa habíamos practicado diversos simulacros de riesgo y acoso, lo que le permitió a Ad establecer un límite claro y contundente: "*Stop, leave me alone*! Gritó. Cuando salió del baño, se lo dijo a la maestra.

Esa noche, en la casa, premiamos a Adrián porque había reaccionado y hecho lo correcto. Al día siguiente nos reunimos con la maestra y la asistente a principal para llegar a un acuerdo: Adrián iba a usar el baño de la enfermería. A medida que él crece y cambia de escuela, hemos solicitado el uso del baño de la enfermería para él.

Estos episodios de acoso para mí fueron devastadores, tanto que comenzaron a enredarse raíces de odio y rabia hacia los padres de esos niños, que no tienen la culpa de lo que sus padres no hacen. No puedo creer que no le enseñen una buena formación ni un mejor desarrollo para ser individuos de bien. Era tanta mi preocupación que iba a la escuela todos los días, a la hora del almuerzo para ver a Adriancito. Papá Adrián me decía: "Ir a la escuela todos los días no está bien.

Te vas a enfermar". En efecto, me sentía enferma, pero de malos sentimientos porque deseaba que esa clase de personas no existieran en el mundo. Mi alma y mi espíritu se estaban contaminando; mis valores estaban siendo golpeados y maltratados; sentía un dolor que debilita y que trata de dañar las más hermosas esencias del ser humano: la fe, la esperanza, el amor, el respeto, la misericordia, la tolerancia, la igualdad…

Era necesario sacar todo lo tóxico de mi ser, antes de que me envenenara. Así que escribí una carta dirigida a esos padres irresponsables, con el objeto de reprocharles, criticarles e insultarles. Les escribí todo lo que pensaba, el enojo que sentía hacia ellos y el dolor tan grande que nos habían causado. Cuando la terminé, la leí en voz alta, concentré toda la rabia y el coraje en mis manos; después rompí la carta en pedazos, grité, lloré, hice sonidos y tiré los pedazos a la basura. Para finalizar, tomé en mis manos un vaso de agua destilada, pura y comencé a tomarla poco a poco como símbolo de depuración. Tenía que empezar a limpiar mi interior para continuar viviendo. Durante muchos días, una y otra vez, iba a lo secreto de mi habitación a meditar, a orar, a buscar paz y equilibrio interno. Me refugiaba en Dios, *I'll run to the Father again and again!,* para poder encontrar y rescatar a la Nancy que se había perdido en el dolor.

Echolalia. Ecolalia

Era muy común escuchar a Iván diciéndome: "Mami, Adriancito está repitiendo lo que yo digo una y otra vez", o "Mami, Adriancito está repitiendo lo que escucha en la tele. Ya le pregunté si entiende lo que está repitiendo, pero dice que no sabe".

Yo lo tenía claro. Ya había observado que Ad memorizaba frases y las repetía cuando estábamos conversando. Lo consulté con la patóloga del habla y ella me explicó que eso se llama ecolalia: repetición constante e inconsciente de lo que se acaba de escuchar. Es una forma que el niño usa para comunicarse, aunque no comprenden lo que dicen ni tampoco pueden generar respuestas adecuadas. Es una señal de que el pequeño empieza a sintonizar con el lenguaje y a entender qué es la comunicación, así que provee la esperanza de que eventualmente, el niño aprenderá a comunicarse eficientemente.

En el hogar lo podemos ayudar si usamos oraciones claras o hacemos preguntas directas. Por ejemplo: ¿Quieres pan?, Hay que estar sentado, etc. También le ayuda cuando usamos un vocabulario sencillo que le resulte familiar, cuando hablamos de forma pausada, cuando le damos un margen de tiempo para responder, cuando propiciamos un ambiente tranquilo, sin ruidos ni distracciones, y cuando utilizamos fotos, láminas e ilustraciones que le sirvan como apoyo para expresarse.

Segunda Opinión

En tercer grado, Ad fue evaluado, por segunda ocasión, por el mismo grupo multidisciplinario. En esta ocasión, el diagnóstico fue: *Autism/Speech Impairment.* Añadieron otro diagnóstico más. No podía creerlo, me sentía confundida, me preguntaba a mí misma qué significaba la palabra Autismo. No podía comprender qué estaba pasando con mi hermoso hijo… ¡No podía ser!

Desde que era una adolescente, caminar por el vecindario calmaba las frustraciones y ansiedades que me causaba mi padre con su disciplina tan estricta. Él no me permitía expresar mi punto de vista ni defenderme o explicar cualquier cosa, porque para él era una falta de respeto a su autoridad. En mi hogar se hacía exactamente lo que mi padre decía sin derecho a réplica para nadie, ni siquiera para mi madre. También, me ayudaba correr en la bicicleta vieja de mi hermano, cuando él quería prestármela. Eso me ayudaba a organizar mis pensamientos y soltar la presión de las lágrimas contenidas. Ambas son una técnica de autoayuda que aprendí por mí misma, sin saberlo. He recurrido a ella durante muchos momentos difíciles de mi vida adulta. No sé qué tienen la naturaleza, los espacios abiertos y la brisa, pero producen un efecto bueno y relajante para mí.

Después del impacto que tuvo en mí esa noticia, no podía quedarme encerrada, necesitaba salir de la casa, ejercitarme, correr la bicicleta por toda la comunidad para conectarme con la naturaleza. Por supuesto, en esta ocasión, no tenía que esperar a que alguien me prestara una bicicleta. Yo tenía mi propia bici, edición para damas Del Mar, marca Schwinn. Un verdadero refugio para calmar mis emociones exaltadas.

Era una tarde de otoño, mi estación favorita del año, y las hojas en los árboles lucían coquetamente, como si fuesen un vestido nuevo de intensos colores. Era el regalo que la naturaleza le daba a esos gigantes con pies de raíces, antes de que el viento soplara y arrancara sus ropajes para llevarlos hasta el suelo y formar una preciosa alfombra multicolor.

Había perdido el sentido del tiempo. No sabía si había pasado media hora o dos, desde que salí de la casa para sentir el aire fresco en mi rostro y mirar el gran espacio del cielo infinito. Necesitaba saludar a la sabiduría, reconocer mi entendimiento y encontrarme con el sentido correcto para hacer las cosas. Me urgía conversar con mis pensamientos y sentimientos para poder conciliarlos amistosamente.

Después de recibir semejante noticia, decidimos obtener una segunda opinión, así que acudimos al *Depelchin Children's Center* para solicitar una evaluación psicológica. El *Report of Psychological Testing* estuvo a cargo de la psicóloga Megan A. Mooney, PhD. El diagnóstico fue el mismo.

Este es un diagnostico muy serio, importante, impacta a lo largo de toda la vida, puesto que no tiene cura.

¡Cuidado con la tristeza!

Experimentaba una gran preocupación, pensaba demasiado, *over thinking*, sobre la situación de mi hijo Ad y su futuro. Sentía tristeza, consideraba que no era justo, sentía compasión por Ad y por toda mi familia… me parecía que estábamos atrapados. Mi patrón de sueño estaba alterado y los síntomas de ansiedad se estaban apoderando de mí.

Cierto día, estaba dentro de la casa, salí al patio trasero y me puse a caminar. Miré el parque donde Ad acostumbraba jugar y recordé a Caramelo cuando corría y sus orejas largas parecían a punto de levantar el vuelo; tenía un hermoso pelaje como todo *Cocker Spaniel* bien cuidado. Mientras tanto, Ad daba vueltas y vueltas en su carrito eléctrico alrededor del trampolín desgastado por el tiempo. Cuando Ad brincaba en ese trampolín, se sentía libre; brincaba tan alto como si quisiera tocar el cielo. Eso me hizo recordar la red que usábamos para practicar soccer. Siempre lo impulsábamos a lograrlo todo: "Tú puedes Ad… eso es… ¡gooool! ¡Muy bien!"… Los recuerdos y los árboles eran tan viejos como nuestra casa…

Sin embargo, esa misma tarde, mientras mi mente se llenaba de recuerdos, observé a una gata, que no era mía, debajo del trampolín. Siempre se metía al patio y brincaba al trampolín para tomar largas siestas, pero en esa ocasión estaba debajo del trampolín: había parido y estaba amamantando a sus gatitos. ¡Wow! ¿Cómo no me había dado cuenta de esta maravilla de la naturaleza? Comencé a meditar y traté de poner en orden mis ideas. Entonces, recordé una conferencia que había escuchado hace algún tiempo sobre Pablo, el autor de una carta dirigida a los Filipenses. Pablo había aprendido a descubrir soluciones en cualquier circunstancia. Él organizo sus pensamientos, eligió ser agradecido con el presente, escogió alegrarse y perseverar.

Fue una victoria asombrosa porque puede derrotar todo aquello que puede deprimir y menguar a un individuo. Tener una actitud de agradecimiento nos ayuda a contrarrestar muchos males y a combatir la tristeza. No hay nada que pueda tener un impacto más positivo en nuestra salud mental que la gratitud, dado que crea energías que producen el impulso de actuar y nos ayuda a levantar la cabeza por encima de las circunstancias.

La vida me había dado una valiosa herramienta, y había llegado el momento de utilizarla. Sentí algo nuevo dentro de mí: la fuerza del cambio de actitud ante lo que nos acontece en la vida. Me di la media vuelta, caminé hacia la casa y me dirigí hacia a mi escritorio para buscar algo que tenía que encontrar: El capítulo cuatro de la carta a los Filipenses.

Experiencia Extraordinaria

Decidimos visitar un lugar al que por mucho tiempo deseábamos ir: *The Sixth Floor Museum at Deley Plaza* en Dallas, Texas. Este museo recrea la vida, muerte y legado del presidente #35 de los Estados Unidos: John F. Kennedy. Es un lugar muy interesante en el que se puede escuchar la historia de dicho presidente, con audífonos. Recorrimos de sala en sala y, de pronto, sucedió... Nos encontramos con el discurso que dio Kennedy, el 12 de septiembre de 1962, en la Universidad de *Rice,* en Houston: "Elegimos ir a la luna. No porque sea fácil, sino porque es difícil. Porque esta meta servirá para organizar y medir lo mejor de nuestras energías y aptitudes, porque es un desafío que estamos dispuestos a aceptar, y que no estamos dispuestos a posponer."

Quedé impactada. Fue un momento de revelación espiritual. Ad estaba muy cerquita de mí; lo abracé y me prometí a mí misma investigar, leer y documentarme sobre la misteriosa condición de mi hijo: No porque fuera fácil, sino porque era difícil. Porque esa meta me serviría para organizar y medir lo mejor de mis energías y aptitudes, porque era un desafío que estaba dispuesta a aceptar, y que no estaba dispuesta a posponer.

¿Qué es el Autismo?

El Autismo es una afección neurológica y del desarrollo, que comienza en la niñez y dura toda la vida. Se caracteriza por discapacidades en las habilidades de la comunicación, capacidades sociales y en comportamientos repetitivos. Afecta el modo en que una persona se comporta, interactúa con otros, se comunica y aprende. Existen tres grados:

- ✓ Autismo Severo: no desarrolla su lenguaje, evita la mirada y se aísla del mundo.
- ✓ Autismo Regresivo: en los primeros años el niño se desarrolla normalmente, pero en cierto punto comienza a perder, paulatinamente, las habilidades que ha adquirido.
- ✓ Autismo de alto funcionamiento: es el más leve porque sus síntomas no son agudos ni profundos.

Diferentes personas que viven con TEA, pueden presentar una diversidad de síntomas. Por tal razón, el tratamiento puede ser diferente de un paciente a otro y las terapias ser completamente distintas.

El estudio científico del Autismo comenzó con una publicación en 1943 del artículo *Autistic Disturbances of Affective Contact* (Trastornos Autísticos del Contacto Afectivo) del Dr. Leo Kanner, psiquiatra infantil, quien presentó once casos de niños con incapacidad innata para relacionarse con otras personas. Dicho artículo se convirtió en la base del estudio moderno del Autismo, ya que casi todos los aspectos básicos incluidos en el artículo, han sido ampliamente confirmados por otros investigadores.

Kanner, conocido como el Padre del Autismo, ayudó a poner nombre a un trastorno, a identificarlo, a atraer la atención de los pediatras y los psiquiatras sobre estos síntomas, a que esos niños fueran por primera vez estudiados, diagnosticados y atendidos. El primer niño diagnosticado con Autismo fue Donald Grey Triplett, quien nació en 1933 en Forest, Mississippi.

A pesar de que han sido más de 70 años de investigación sobre el Autismo, aun no se ha logrado encontrar sus causas. Se sospecha de posibles cambios o alteraciones: mutaciones en los genes; agentes neurológicos, principalmente con alteraciones en las áreas que coordinan el aprendizaje y la conducta; agentes bioquímicos; agentes infecciosos y ambientales.

Para un diagnóstico de Autismo se requiere de un equipo multidisciplinario: neurólogo, psicólogo, psiquiatra, patólogo del habla.

El Dr. Elmer Huerta, oncólogo, experto en salud pública y único hispano en presidir la Sociedad Americana Contra el Cáncer, en una entrevista en CNN expresó de una manera muy sencilla que "el cerebro a través de nuestros sentidos, nos conecta con la realidad y nos hace interpretar esa realidad. Un niño con TEA, desde una edad muy temprana, deja de conectarse con esa realidad, por lo que el niño retrocede en su relación con el medio ambiente."

El único modo de ayudar a un niño con TEA es llevarlo a terapias, tratamientos o programas educativos especializados. No existen medicamentos que puedan curar TEA ni tratar los síntomas principales. Sin embargo, existen medicamentos paliativos que pueden ayudar a algunas personas a funcionar mejor, a controlar los altos niveles de energía, a moderar la incapacidad para concentrarse y a regular la depresión o las convulsiones.

Existen tratamientos no científicos como es el caso de los suplementos nutricionales y las dietas especiales restrictivas, que antes de implementarlos en los niños, deben de ser consultados con el médico.

El cannabis medicinal para niños podría ser una opción para el tratamiento en casos severos de TEA, con el objetivo de mejorar su calidad de vida, ya que podría aliviar síntomas como convulsiones, tics nerviosos, depresión, inquietud y ataques de rabia. El estado de Israel es pionero en el estudio y elaboración del cannabis medicinal. El Congreso de los Estados Unidos está trabajando en esta legislación e incluso, hay algunos estados en la nación americana que han aprobado el cannabis medicinal en casos severos para menores de edad.

Día Mundial del Autismo

El 18 de diciembre de 2007, la Asamblea de las Naciones Unidas declaró el 2 de abril como el día Mundial del Autismo.

Símbolo del Autismo

El símbolo del Autismo es un rompecabezas con los colores del arcoiris, lo que tiene como objetivo reflejar la complejidad del trastorno. Cada pieza representa los agentes que son parte del proceso: familia, comunidad y sociedad. En general, hasta el día de hoy se sigue armando para buscar las piezas que son necesarias. Los matices de colores representan que no existen dos personas con las mismas características de Autismo. Los colores vivos son la esperanza a través de constantes investigaciones y la lucha por hacer conciencia en el mundo sobre el Autismo. El símbolo lo creó el señor Geraldine Gerald Gasson en 1963, miembro de la Sociedad Nacional del Autismo.

No es mi culpa

Entender que no soy culpable de la condición TEA de mi hijo, me ha tomado tiempo, mucha lectura, orientaciones, consejerías, conversaciones con el médico. He buscado muchas respuestas, pero solo he obtenido más preguntas. Hay mujeres jóvenes llenas de salud y fuerza, mujeres más frágiles y enfermizas, hay mujeres como yo, de edad madura, y, sin importar la edad ni las condiciones, todas tenemos algo en común: somos madres de un niño o varios niños autistas.

Escucha tu Cuerpo

Enseñar a un niño con TEA a escuchar su cuerpo no es fácil. Ad tiene gran resistencia al dolor. No sabe expresar con claridad alguna molestia o afección en su cuerpo. Recuerdo que cuando cumplió cinco años, le regalamos su primera scooter. En las tardes le enseñábamos a correrla frente a la casa. Un día ante nuestros ojos, se cayó, lo revisamos y nos pareció que estaba bien, así que siguió divirtiéndose y corriendo su scooter.

Cuando fue la hora de su baño, sentí que no quería que le tocara su mano izquierda. Le pregunté si le dolía, pero dijo que no. Al día siguiente, cuando trataba de vestirlo, me retiró mi mano de su brazo izquierdo. Entonces, decidimos llevarlo al médico y efectivamente, Ad tenía su muñeca izquierda lastimada. El examen de Rayos X reflejó una pequeña fisura. El doctor decidió ponerle un *cast;* es decir, un yeso protector en su brazo izquierdo. Desde esa experiencia, cada vez que tiene alguna caída a considerar de su bici, patines o scooter, lo llevamos a que el médico lo valore.

Los niños con TEA pueden enfermarse y lastimarse igual que los niños que no tienen TEA. Los exámenes médicos y odontológicos regulares deben de ser parte del plan de tratamiento del niño. Vigilar un desarrollo saludable significa prestar atención no solo a los síntomas relacionados con el TEA, sino también a la salud física y mental del niño.

IEP Meetings: **Reuniones**

Desde que Ad comenzó en la escuela, asistimos fielmente a *IEP Meetings, Individualized Education Program Meetings*, o lo que es lo mismo: Programa de Educación Especial Individualizado. Pueden realizarse dos veces al año y están diseñadas para discutir e informar asuntos relacionados con el plan educativo para Ad. Estas reuniones son muy importantes, ya que están presentes todos los profesionales que trabajan con Ad en la escuela: maestro de educación especial, patólogo del habla, manejador de casos y también, mamá, papá y Ad. En adición, los padres podemos solicitar una reunión en cualquier momento que lo creamos necesario.

Frustración/Tristeza

A medida que Ad va creciendo y pasando de grado escolar en las escuelas elemental, intermedia y superior, en cada reunión *IEP,* siempre preguntamos por los servicios que Ad tiene derecho y están incluidos en el programa de educación especial en el distrito escolar.

Recuerdo con profunda frustración y tristeza cuando por otras fuentes ajenas a la escuela, tuvimos conocimiento de que el distrito escolar ofrece en el verano un *social skills program:* clases de destrezas sociales. La etapa escolar suele ser la más difícil para niños autistas, ya que se les dificulta socializar, comunicarse e identificar los sentimientos de los demás. El niño autista no establece contacto alguno con los demás niños del grupo de su edad, dado que suelen ser solitarios. La importancia de este tipo de clases es relevante.

Papá Adrián reclamó por la falta de información y exigió que inscribieran a Adrián en este programa de verano. Sabemos que esto implicaba más trabajo del que ya tenían en la escuela, más documentos, tiempo y esfuerzo para solicitar los servicios en otras agencias con el propósito de darle seguimiento. Pero Ad tenía derecho a ese beneficio para avanzar en su rehabilitación. Tenían que hacer lo correcto. Reconozco la determinación y la constancia de Papá Adrián para conversar con otros padres, trabajadores sociales, psicoterapeutas y consejeros de familia, con la intención de encontrar otras fuentes de información.

En otra ocasión, al finalizar una reunión *IEP*, una de las maestras tomó el expediente de Ad y lo dejó caer sobre la mesa, lo que provocó un ruido incómodo y dijo: "Bien, esta es la última reunión *IEP* de Adrián en esta escuela.

Nosotros no lo tomamos personal. Aunque la falta de respeto hacia unos padres de familia con un hijo especial era evidente, no lo reportamos. Decidimos pensar que esa persona tuvo un día difícil y que Papá Adrián en esas reuniones era intenso e inquisitivo.

Éxito. Victoria

Ahora bien, estas son experiencias aisladas. Es necesario establecer que el sistema educativo sí funciona: el programa de educación especial del distrito escolar está bien diseñado y cuenta con fondos estatales y federales. Nuestro hijo Adrián Alejandro se ha beneficiado de muchos servicios y hemos visto el fruto del trabajo y dedicación de tantos años. Por tal razón, manifesté al principio de esta historia de vida, la bendición que ha significado para mi y mi familia, vivir en Estados Unidos de América. La historia de Ad es de éxito y victoria. Si viviéramos en nuestro país de origen, la historia de Ad sería distinta.

Feria de Servicios en la Comunidad para Niños con Necesidades Especiales

Una vez al año, el Distrito Escolar ofrece una feria donde tiene información actualizada sobre los servicios en la comunidad para niños con necesidades especiales. Hay una serie de mesas con personas calificadas para explicar servicios y recursos. Ofrecen material gratuito para llevar a la casa: folletos; guías de información de servicios disponibles en nuestra comunidad, tanto en inglés como en español; *Community Youth Services, Protective Services for Children and Adults, Harris County Resource Directory Manual,* etc. Hemos asistido a todas y continuaremos haciéndolo hasta que Ad se gradúe de escuela superior.

Decisiones

En Katy, Texas, solo somos nosotros cuatro como familia, no tenemos familiares que vivan cerca, y aunque sí tenemos grandes y buenos amigos, ante la realidad que estábamos afrontando por la condición de Adriancito, tuvimos que tomar importantes decisiones para el bienestar de la familia.

Papá Adrián, durante todos estos años, ha tenido muchas propuestas profesionales de trabajo, posiciones que ofrecían buena remuneración salarial y oportunidades para viajar a otras ciudades. Eso era muy tentador para él, ya que proviene de una familia que ama viajar y conocer otros lugares y personas. Desde pequeño tuvo la bendición de viajar a muchas partes del mundo en compañía de su mamá y su abuelita. Esos recuerdos y experiencias vividas son un tesoro para él.

Aun así, Papá Adrián decidió no aceptar esas ofertas de trabajo, sino que mantuvo como prioridad de su vida, estar con la familia en Katy, Texas, y ser parte de la rehabilitación de Ad día con día: estar en sus terapias, citas médicas, consejerías, tutorías y en la escuela cuando era necesario. Juntos formamos un equipo de relevo en estas tareas.

Por mi parte, decidí trabajar en el hogar y apagar el interruptor *on-off* que tenemos. Renuncié al gusto que tenemos todas las mujeres hispanas con presunción y coquetería natural, por querer estar al día con la moda; me olvidé de la compulsión de comprar para mí y para la casa; me ajusté al presupuesto y al plan de economía que necesitábamos para que todo funcionara bien. Para mí fue compensatorio estar presente para mis hijos en el hogar. Hoy por hoy, estamos convencidos de que fueron las decisiones más acertadas que hemos tomado como padres. Cuando vemos hoy a nuestros hijos, nos sentimos muy orgullosos: Iván Alejandro se graduó de la Academia Naval de los Estados Unidos, es capitán en USA Marine Corps, tiene una maestría en política pública y una solicitud de admisión para la escuela de derecho. Adrián Alejandro ha superado muchas etapas y se está preparando para entrar en una escuela vocacional. Sentimos que todo ha valido la pena. Estamos avalados y acreditados ante Dios en el cielo y la sociedad en la tierra.

Hemos aceptado y puesto en práctica todas las recomendaciones contenidas en la evaluación de *DePelchin Children's Center,* realizadas por la Psicóloga Megan Mooney, PhD:

1. Terapia del Habla. Ad ha recibido terapia del habla en la escuela y en el hogar.
2. Participación en grupos. En todos estos años, Ad ha participado en los siguientes grupos:
   ✓ *Boys Scouts of America*
   ✓ Club de Corredores en la escuela elemental
   ✓ Grupo de pantomima en la iglesia
   ✓ Grupo JROTC en la escuela superior
   ✓ *The Alliance for Young Artists & Writers*, clase de arte digital en la escuela superior
3. Deportes/Música
4. Ayudar a Ad a expresar sus emociones. Diariamente dialogamos para saber cómo ha sido nuestro día y cómo nos hemos sentido. Ad recibe consejería profesional dos veces al mes.
5. Adquirir nuevo vocabulario. Todos los días, Ad estudia, lee y repasa el material de las clases que

trae de la escuela. Adicionalmente, por espacio de veinte minutos, lee artículos o libros.
6. Informarse sobre la condición TEA. Papá y mamá nos mantenemos al día sobre los avances, investigaciones y nueva información sobre el Autismo. Una buena fuente de información fue: *Autism Speaks, Autism Society of America*. En dos ocasiones, Papá Adrián asistió a conferencias estatales en la ciudad de San Antonio, Texas, sobre las investigaciones del Autismo. Allí adquirió dos libros: *Solving Behavior Problems in Autism y Visual Strategies for Improving Communication*, escritos por Linda A. Hodgdon, M. ED, CCC-SLP.
De la biblioteca pública, hemos leído muchos libros sobre el Autismo. Algunos han sido tan valiosos que hemos decidido ordenarlos y comprarlos:
– *The Boy's Guide to Growing Up*. Del autor Terri Couwenhoven, M.S. Que también está disponible para niñas.
– *Autism-Asperger's & Sexuality Puberty and Beyond*, escrito por Jerry and Mary Newport
– A parent's guide to autism, por Ron Sandison
– *Ten Things Every Child With Autism Wishes You Knew*, por Ellen Notbohm

Boys Scouts of America

Ad perteneció, durante varios años, a una tropa de *Boys Scouts of America,* con la que se reunía en la iglesia, semanalmente. Participó en varias actividades de la región. Fue un *Lion Cub* y un *Tiger Cub*, hasta que un día, cuando nos preparábamos para su reunión, no quiso ponerse el uniforme y me dijo: No quiero más *Boys Scouts*.

Soccer

Ad pertenece a la *FFPS Fun Fair Positive Soccer.* Hace dos temporadas al año, una en primavera y otra en otoño. Es muy gracioso recordar que cuando comenzó, a los cinco añitos, le pasaban la bola, él la pateaba una y otra vez sin parar, hasta que se salía de los límites. Hoy en día, aún practica soccer y nos da mucha alegría cuando lo vemos anotar un gol.

Karate

Durante varios años, practicó karate con *American Society of Karate.* Pero un día nos dijo que no quería participar en el torneo de karate, que el karate no le gustaba, así que respetamos su decisión. Sin embargo, en el hogar lo estimulamos para que una vez a la semana, si él quería hacerlo, practicara karate con el DVD: *Junior Karate Belt Reviews by Gary Hajdasz, ASK, Instructor*, que le regaló el maestro de karate. Así se ejercitaría, no olvidaría las técnicas aprendidas y desarrollaría fuerza.

Natación

Este es el deporte favorito de Adriancito. Él tuvo el privilegio y el honor de conocer a la maestra Nancy Finch, quien amó, respetó y enseñó a Ad con un amor inefable. Ella aceptó el reto de enseñarle a nadar, a coordinar piernas y pies, a enfocarse, a tener mayor resistencia debajo del agua. Gracias a ella, él aprendió todos los estilos de natación, aun cuando le tomó años lograrlo. Ella solo enseñaba a niños, pero con Ad hizo una gran excepción, puesto que aun cuando ya era un adolescente más grande y alto que ella, se mantuvo dándole clases. Hasta que un día, la metamorfosis sucedió en ella y se convirtió en un hermoso ángel que hoy nos observa desde el cielo. ¡Buen trabajo! ¡Muchas gracias, Mrs. Finch!

Correr Bicicleta: *Electric Scooter, Bowling*

Ad corre su bicicleta todos los días en la comunidad, es así como descarga las tensiones y la energía acumuladas durante el día. Cuando llega a la casa, lo noto relajado. Ahora alterna la bici con la *electric scooter* que le regalamos en su cumpleaños.

Papá Adrián ha enseñado a Ad a jugar bolos, así que una o dos veces al mes, van a jugar *bowling*. ¡Ten cuidado Papá Adrián, no te descuides porque Ad te puede ganar!

Batería

Practicar un instrumento musical es muy positivo para cualquier niño o joven. Nosotros encontramos el instrumento musical adecuado para Ad: la batería. A él le gusta y la practica quince minutos todos los días. El maestro siempre nos da un buen reporte sobre Ad: Siempre está atento a las instrucciones y trata de hacerlo bien.

Juegos Electrónicos

Jugar juegos electrónicos estimula la imaginación de Ad y le ayudan a concentrarse y enfocarse más, debido a que siente que está dentro de una situación de acción y, por lo tanto, debe responder. Tiene una colección de juegos sanos y divertidos.

Amigos

Este es un tema muy sensitivo de abordar para mí. Para un niño con la condición TEA no es tan fácil hacer amigos. Su timidez, la forma distinta de expresar emociones y de interactuar con otros, no es muy atractiva para los demás niños, para ellos es algo extraño, puesto que les causa temor la personalidad callada, pausada y seria de Ad.

En una ocasión, un joven me dijo que le daba temor que Ad reaccionara violento o agresivo. Eso rompió mi corazón de madre. Ese individuo no sabe que Adrián Alejandro es todo un caballero, cortés y respetuoso.

Durante todos estos años, nos acercamos a familias con niños de la misma edad de Ad, en la comunidad, en la iglesia, en la escuela, pero no tuvimos muchos resultados. Actualmente Ad tiene algunos amigos con los cuales socializa y comparte salidas a comer, al cine, a lugares de entretenimiento como *Urban Air Trampoline Park, Bowling Alley, Rollering Alley*; todos son jóvenes con una condición especial.

Consejerías

Adriancito recibe consejerías desde que está en tercer grado de la escuela elemental. Un amigo y colega de Papá Adrián, desde hace muchos años, Dudley Farenthold, Psicoterapeuta LCSW/LPC/CADAC, le recomendó la consejería profesional individual para Ad.

Esta consejería tiene como objetivo estimular el habla en su diario vivir, entender sus emociones y su medioambiente, ya sea familiar o escolar, entre otras situaciones. A medida que ha ido creciendo, le ha ayudado a entender sus cambios físicos y emocionales. Él recibe esta consejería dos veces al mes.

No importa en qué parte de la ciudad trabaje Papá Adrián, muchas veces, cansado o sin tiempo para almorzar, él se programa y llega a tiempo a la casa o la escuela para recoger a Ad y llevarlo a la oficina del consejero profesional.

Ese ha sido un esfuerzo extraordinario que hace por amor y en beneficio de Ad. Por todo su esfuerzo, él es digno de ser nominado y laureado para recibir el premio a la excelencia. Debería de portar una corona de laureles como representación de la victoria, el triunfo y la grandeza.

Unstoppable: Imparable

Ad ha comenzado su último año de escuela superior: *high school*, es un *senior*. También ha empezado sus clases para conducir un vehículo; sabemos que no importa el tiempo que le tome, él lo logrará. Se proyecta hacia una escuela vocacional que hay en la comunidad y le entusiasma tener alguna experiencia laboral; sin duda, seguirá avanzando. En este momento de su vida esta *unstoppable*: imparable.

Gracias a nuestra paciencia, amor y cuidados, hemos conectado más allá de lo esperado; formado un vínculo inquebrantable; aprendido nuevas herramientas; aceptado los contratiempos de la vida, y creado una relación autentica de compromiso entre nosotros. Valoramos a Adrián por él mismo y seguiremos cuidándole, enseñándole, interpretándole y defendiéndole con fuerza, determinación, esperanza y alegría. Queremos que sea lo más feliz y productivo posible. La aventura de su vida sigue adelante.

¡Sí, también me llamo Nancy!

El nombre de Nancy es reconocido en Estados Unidos. Por ejemplo, Nancy Reagan, esposa del presidente #40 Ronald Reagan (1981-1989), fue una primera dama de ensueño. Ella es recordada por la comunidad hispana por la Ley de Reforma y Control de Inmigración (IRCA) 1986, que permitió la regularización de miles de personas. Promovió la campaña contra las drogas: *Just Say No*, y le dio voz a millones de familias que pasan por la dolorosa enfermedad de Alzheimer.

Nancy Pelosi no solo es la primer mujer en ocupar la silla de *Speaker*, como presidenta de la Cámara de Representantes, sino la única que vuelve a ocupar la posición. Es una luchadora incansable por los derechos de los inmigrantes.

Yo soy una mujer llamada Nancy, también. Desde mi posición en el hogar, anhelo ser un portavoz de los derechos de los niños con la condición TEA para que logren una vida con propósito y victoriosa. Mi propuesta consiste en crear conciencia sobre la realidad del Autismo en nuestra sociedad, en tu comunidad y, tal vez, en la misma calle donde vives. No podemos decir esto en voz más alta ni más claramente. Necesitamos decirlo con la suficiente frecuencia, porque nunca será demasiado el esfuerzo para sensibilizar, instruir o convencer a la sociedad.

Abro mi corazón y expongo mi vida, y esto no es fácil de hacer, créanme. Este libro: *Cuando lo inesperado toca… ¡tienes que abrir la puerta!,* lo escribí para contar mi experiencia con el Autismo y crear un canal de información. En *YouTube* encontrarás, con el mismo nombre, un canal para tratar el tema e interactuar con padres jóvenes y familiares que se enfrentan al TEA. A través de ambos, anhelo establecer un vínculo de amistad, respeto y comunicación para que sepan y sientan que no están solos.

Verdades

El señor Jim Sinclair, cofundador de *Autism Network International Newsletter* y activista autista, publicó:

> El Autismo no es algo que una persona tiene, o una "concha" dentro de la cual está atrapada una persona. No hay un niño normal escondido detrás del Autismo. El Autismo es una forma de ser; afecta toda experiencia, toda sensación, percepción, pensamiento, emoción y encuentro; todo aspecto de la existencia. No es posible separar el Autismo de la persona.

El señor Vernon L. Smith, Premio Nobel de Economía, 2002, afirma:

> Pienso que hay diferentes clases de mentes, y que ciertas deficiencias mentales pueden representar de hecho ventajas selectivas. Hemos dejado atrás muchas barreras que tienen que ver con el color de la piel y con otras características, pero todavía no hay suficiente reconocimiento de la diversidad mental. No hace falta que todos pensemos de la misma manera para vivir juntos en un mundo productivo y satisfactorio.

El joven Jack Thomas, en un artículo en la revista *New York Times*, diciembre, 2004, criticó un programa de televisión en el que hablaban sobre la búsqueda de una cura para el Autismo. Escribió: "No tenemos una enfermedad, así que no podemos curarnos, así somos".

Por amor…

Adriancito, te amé tanto, aun sin conocerte; suspiré por ti de puro amor incondicional desde que me enteré de que palpitabas en mi vientre. ¡Cómo no amarte más ahora que te conozco tal y como eres! Tu condición de Autismo es solo un aspecto de tu personalidad y no te define como persona.

Conclusión

El físico alemán Albert Einstein afirmó que "Hay una fuerza motriz más poderosa que el vapor, la electricidad y la energía atómica: la voluntad". Porque la voluntad es la capacidad del ser humano para actuar y decidir por sí mismo.

En mi experiencia, he decidido por mí misma. Creo en las enseñanzas de Jesús contenidas en la Biblia, que desde niña me enseñó mi padre: "La fe es tu materia prima, tienes que arrancar creyendo y mantenerte creyendo".

El ser humano está acostumbrado a operar a través de la razón con ayuda de los cinco sentidos: si puede razonar lo que sucede, entonces lo que acepta como verdadero, pero si no puede razonarlo, afirma que es una fantasía, que no existe. Pero yo quiero ser una mujer-madre que no se conforma con las circunstancias que está viendo ni con lo que está pasando; quiero renovar mi mente y mis pensamientos con la certeza de lo que espero y con la convicción de lo que aún no veo; quiero confesarlo, declararlo, establecerlo en los aires y en la atmósfera de mi hogar.

Papá y Mamá vamos juntos de la mano; trabajamos duro como siempre para fortalecer a Ad tanto en lo espiritual como en lo emocional; lo nutrimos social y cognitivamente: pensamiento, lenguaje, percepción, memoria, razonamiento, atención, resolución de problemas, toma de decisiones; buscamos proyectar a nuestro hijo Adrián Alejandro en su desarrollo por la vida; vamos abriendo muchas puertas y conquistando territorios para lograr su independencia; reconocemos y entendemos la diferencia que lo hace único y exclusivo. Tomamos dominio y control de su vida para que, algún día, el miedo ante lo inesperado no lo detenga y, en cambio, pueda cerrarle la puerta para siempre.

Consejos, desde mi corazón, para padres jóvenes que tienen un hijo(a) especial, único, valioso

- ✓ Ante un diagnostico serio, buscar una segunda opinión.
- ✓ Educarse, informarse sobre la condición de su hijo(a). Investigar los descubrimientos, avances científicos y tratamientos que existen.
- ✓ Escuchar y aceptar los consejos de personas con experiencia.
- ✓ No cerrarse en sus propias opiniones.
- ✓ No aislarse de la familia, la comunidad ni de los amigos.
- ✓ Aceptar ayuda de la familia y amigos.

- ✓ Mantener la comunicación abierta con el médico, para consultar cualquier duda o inquietud con respecto a su hijo(a).
- ✓ Tomar decisiones y hacer los cambios necesarios para el beneficio de la familia.
- ✓ Aceptar consejería profesional. Es una herramienta valiosa con la que se sentirá mucho mejor, se lo garantizo.
- ✓ Afianzarse en su fe, en sus valores familiares, morales, espirituales y cultivarlos.
- ✓ Si vive en Estados Unidos, aprender el idioma inglés. Eso le permitirá tener más herramientas para ayudar a su hijo(a). Existe el servicio de interpretación, pero no hay nada mejor que una comunicación directa para entender lo que el médico, el maestro o cualquier otro profesional de la salud o educación le dice sobre su hijo(a).
- ✓ Visitar la escuela con frecuencia. Hacer acto de presencia y tratar de conectar con un maestro(a) y cultivar la comunicación con él(ella). Será de gran ayuda.
- ✓ Tocar todas las puertas posibles, informarse sobre los servicios a los que su hijo(a) tiene derecho. Solicítelos, utilícelos y obtenga el mayor beneficio. ¡Sin miedo!
- ✓ Poner en práctica todas las recomendaciones de los profesionales de la salud y la educación, eso hará la diferencia.
- ✓ Cuidar la alimentación y salud, su hijo(a) lo necesita fuerte y sano.

- ✓ Tomar acción, no permitir que la inercia tome lugar.
- ✓ ¡Nunca rendirse!

Palabras claves: buscar, educarse, escuchar, aprender, informarse, aceptar, utilizar, conectar, practicar.

Las estadísticas, nombres, definiciones y opiniones son "tesoros prestados" de CDC *Center for Disease Control and Prevention*, *Autism Speaks*, *Autism Society of America*, *Autism Network International*.

Nota de la autora

Mi respeto y agradecimiento para los profesionales de la salud mental y la educación especial que nos ayudan a entender el gran misterio del Autismo.

A los autores acreditados que han escrito libros sobre este tema, que son fuentes seguras de referencia para los padres que tienen que vivir esta realidad con su familia en el hogar.

Desde mi posición de ama de casa y madre, quiero compartir mi experiencia personal con el Autismo; cómo lo inesperado tocó a mi puerta y provocó que mi rutina y mi estabilidad cambiara para siempre.

He aprendido que los cambios tienen dos efectos posibles: o me transforman o me deforman; es decir: me construyen o me destruyen. Todo depende de la actitud que se tome para decidir hacer lo bueno, lo correcto. Para lograrlo es necesario pedir ayuda, adquirir conocimientos y recibir instrucción.

He descubierto, a lo largo del desarrollo de la vida de mi hijo con Autismo, que cuando me siento cansada o exhausta, ejercitar la fe (la certeza de lo que se espera, la convicción de lo que no se ve) provoca alivio, produce paz, hace posible el equilibrio para mantenerme de pie y me ayuda a ser feliz con lo que me ha tocado vivir.

Nancy Santiago de Rodríguez

Made in the USA
Columbia, SC
06 November 2020